AF601140

APPLICATIONS ORTHOPÉDIQUES

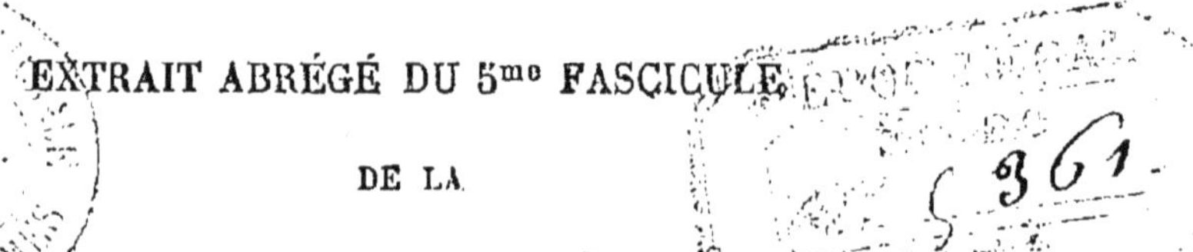

EXTRAIT ABRÉGÉ DU 5me FASCICULE

DE LA

GYMNASTIQUE DE L'OPPOSANT

UNIQUEMENT FONDÉE SUR

L'ANATOMIE ET LA PHYSIOLOGIE DE L'HOMME

Par J. L. PICHERY

PARIS

Au Gymnase PICHERY, 58, rue Neuve-des-Mathurins, 58

et chez J.-B. BAILLIERE et fils

Libraire de l'Académie nationale de médecine

19, rue *Hautefeuille*, 19

GYMNASTIQUE DE L'OPPOSANT

ORTHOPÉDIE

CONSIDÉRATIONS GÉNÉRALES

Si l'homme, comme on l'a dit avec tant de vérité, est une intelligence servie par des organes, il se doit à lui-même, et, comme père de famille, il doit à ses enfants deux cultures différentes, celle du corps et celle de l'esprit. « Ce n'est pas un corps, dit Montaigne, ce n'est pas une âme qu'on dresse ; c'est un homme : il n'en fault pas faire à deux. » Encore la raison indique-t-elle que le soin des organes doit avoir la prééminence : *primum animale*, écrivait saint Paul aux Corinthiens. Comment, en effet, une âme réellement forte hanterait-elle un organisme débile et maladif?

Le corps, du reste, se prête à ce perfectionnement artificiel mieux encore que l'esprit, et nous n'en voudrions pas d'autres preuves que les succès vraiment merveilleux obtenus tous les jours par les industriels qui s'occupent de l'élève des animaux, ou de la culture des arbres. Les premiers savent entraîner le cheval de course, développer à volonté chez le ruminant les muscles du travail ou ceux de la boucherie, créer des races nouvelles et changer complétement la physionomie de celles qui existent ; les seconds, par des procédés analogues, sont arrivés à des résultats encore plus saisissants.

S'il est ainsi démontré que la culture peut modifier, perfectionner à ce point les types créés, c'est à bon droit que l'on s'étonne de voir l'espèce humaine, abandonnée aux seules ressources de la nature, croître au hasard, et, que l'on nous passe l'expression, demeurer à l'état de sauvageon.

Cette indifférence coupable n'aurait d'excuse que si l'expérience avait démontré que l'intelligence humaine, toute puissante, pour ainsi dire, sur les autres espèces, est sans influence sur son propre organisme. Or, c'est le contraire qui est vrai, et la physiologie, ni aucune autre science, n'a pas de vérités plus certaines que les propositions suivantes, soit qu'on les envisage une à une ou dans leur enchaînement : L'exercice méthodique développe le muscle qui l'accomplit ; le muscle développe et façonne le levier qu'il meut, c'est-à-dire l'os ; le développement des os entraîne celui des cavités viscérales, et ce dernier fortifie les viscères dont les fonctions prises dans leur ensemble constituent la vie.

Il existe donc un moyen sûr, facile, économique, de donner à l'enfant ce développement régulier et symétrique des formes qui fait la beauté, l'agilité, la force, en même temps que l'ampleur des viscères qui assure la santé.

Ce moyen présente encore d'autres ressources : il remédie avec la même infaillibilité aux diverses difformités du squelette issues d'une disposition congénitale et primitive, d'une maladie antécédente, d'une attitude vicieuse prolongée, d'une profession, etc. La correction des difformités n'est point seulement une affaire d'élégance et de coquetterie ; elle est aussi une des conditions indispensables au maintien de la santé et à la prolongation de la vie.

L'homme n'est pas seulement une machine ; mais il présente comme élément fondamental une machine savante, compliquée, ayant ses moteurs, ses leviers et ses moyens de transmission. Or, le propre de toute machine mal construite est de s'user vite au travail et d'éprouver de fréquents accidents ; il n'en est pas autrement de la machine humaine : toute difformité, si légère qu'elle soit, si étrangère qu'elle semble au fonctionnement général, recèle une cause latente de maladies, une multitude de prédispositions, qui, sous l'action de causes occasionnelles diverses, éclateront tôt ou tard, et engendreront fatalement des infirmités, nécessiteront des mutilations considérables, si toutefois elles n'entraînent pas la mort.

Nous ne voulons point tenter une excursion dans le domaine spécial de la médecine ou de la chimie, qui serait ici hors de propos, mais nous ne pouvons nous dispenser d'entrer dans quelques considérations capables de rendre tout à fait sensible l'étroite solidarité de la longévité et de la forme.

Chez les sujets affligés de cette déviation du rachis, vulgairement désignée sous le nom de gibbosité, quelle qu'en soit, d'ailleurs, la direction et l'origine, la cage thoracique et la cavité abdominale sont nécessairement modifiées dans leur forme et leur capacité relative; les organes qu'elles contiennent s'y trouvent en conséquence déplacés, déformés, heurtés, pour ainsi dire, les uns contre les autres, et leurs fonctions se ressentent fatalement de cette altération. Aussi les observateurs, même les plus superficiels, ont pu aisément remarquer combien, chez ces personnes, sont fréquentes les palpitations, l'essoufflement, la toux, les indigestions, tous les symptômes, en un mot, d'une gêne profonde de la circulation, de la respiration et de la digestion. Une aussi grave perturbation ne tarde guère à aboutir à l'hypertrophie du cœur, aux lésions des orifices et des valvules de cet organe, aux tubercules pulmonaires, à l'emphysème, aux hydropisies, aux congestions cérébrales et pulmonaires, aux apoplexies, et finalement à une mort prématurée.

Les difformités même légères, si communes, du genou et du cou-de-pied ont aussi des conséquences pathologiques qui, pour être moins apparentes et moins graves, n'en sont pas moins réelles. Lorsque ces régions sont régulièrement conformées, le poids du corps passant par l'axe des membres inférieurs est supporté sans fatigue par la résistance passive des os longs de la cuisse et de la jambe; mais s'il existe une déformation de ces organes, le corps, pendant la marche et la station verticale, pèse sur les tissus fibreux qui entourent et consolident l'articulation. De cette circonstance résulte une distension permanente des parties molles, un tiraillement incessant des ligaments, des tendons, des vaisseaux, des nerfs, et, comme conséquence, une tendance prononcée à la fatigue, aux douleurs musculaires et névralgiques, aux entorses, et tôt ou tard l'explosion d'une de ces inflammations à marche lente et insidieuse mais fatale, connues sous le nom de tumeurs blanches. On sait que ces affections désorganisent complétement l'articulation, créent des suppurations profondes et intarissables et finalement aboutissent à l'ankylose, à l'infection putride, à l'épuisement par suppuration et même à la mort, si la chirurgie n'intervient énergiquement et à temps.

Il en est à peu près de même pour le vice de conformation que l'on appelle *pied-plat*. A l'état normal, le pied dans la marche ou dans la station ne repose sur le sol que par l'intermédiaire du talon et de la tête des métatarsiens : une ligne et un point. Tout l'espace qui s'étend entre ces deux limites est excavé et forme une voûte protégeant les organes importants, nombreux et délicats, qui rampent à la plante du pied, c'est-à-dire des ligaments, des tendons et leurs coulisses séreuses, des synoviales, des vaisseaux, des nerfs, etc. Mais quand les muscles extenseurs manquent d'énergie, quand les ligaments qui doivent maintenir cette disposition providentielle manquent de vigueur, sous l'action du poids qu'il supporte, le pied s'aplatit sur le sol, comme une masse inerte et molle, et l'individu marche sur ses tendons, ses nerfs, ses vaisseaux et les écrase à chaque pas. Les conséquences qui doivent résulter de cet état sont trop faciles à déduire pour qu'il soit nécessaire d'y insister.

Si nous avons cherché à mettre en lumière ces faits dont nous aurions pu multiplier les exemples, c'est que nous savons que, malgré leur fréquence et l'extrême évidence de leur rôle étiologique, ils sont loin d'être appréciés à leur valeur, non-seulement par les gens du monde, mais encore par le médecin. Trop souvent, dans notre pratique dejà longue, nous avons vu des hommes de l'art méconnaître l'importance pathogénique d'une simple imperfection mécanique, ne réclamant que des moyens mécaniques, expliquer les désordres locaux à l'aide d'une insaisissable diathèse, d'une prédisposition théorique, et combattre cet ennemi fantastique par l'usage intempestif des mercuriaux, de l'iode, des amers, de l'huile de foie de morue, etc.

L'homme le mieux constitué et le mieux portant, dans la plupart des conditions créées par la civilisation, a besoin d'une certaine dose de travail musculaire journalier, sous peine de voir l'appareil locomoteur s'atrophier avant l'heure et réagir secondairement sur les autres appareils. Tout organe doit accomplir sa fonction sous peine de mort : c'est une loi fatale. Aussi tout ce que les philosophes ont dit ou écrit touchant l'influence pernicieuse de l'oisiveté dans l'ordre moral est encore plus réel dans l'ordre physique. Ce fait a été tant de fois le thème favori des médecins et des hygiénistes, qu'il nous serait aisé, en empruntant leurs réflexions, de dresser un réquisitoire en forme contre l'inaction musculaire. La science, d'ailleurs, dont le rôle se borne souvent à consacrer par une démonstration rigoureuse les découvertes de l'observation, du hasard ou de l'instinct, confirme pleinement ce fait, sur lequel nous reviendrons plus loin. Actuellement, il nous suffira de rappeler que les travaux de MM. Dumas, Liebig, etc., ont établi positivement que l'assimilation des matières alibiles et l'élimination des matériaux devenus inutiles, double mouvement indispensable à la vie, nécessitent l'absorption d'une quantité déterminée d'oxygène; que si cette quantité s'abaisse, l'élaboration est incomplète, les aliments ne peuvent subir la série de transformations qui doivent les rendre propres à jouer temporairement le rôle d'éléments intégrants du corps, et à faciliter leur sortie quand ce rôle est terminé. En termes plus précis, l'urée, dernier terme d'oxydation des matières azotées, se produit en quantité insuffisante, et ses formes antérieures s'accumulant dans les différents tissus y déterminent des perturbations graves et variées.

La respiration doit donc s'exécuter avec une énergie suffisante et s'effectuer dans un milieu convenable. Est-ce possible pour les professions qui s'exercent dans un espace restreint où l'air, chargé d'impuretés, circule difficilement, et qui, condamnant les membres au repos prolongé, ralentissent le rhythme des mouvements respiratoires ? Ces conditions se trouvent réunies au plus haut degré dans les professions de commerçant, d'homme de lettres, d'avocat, d'employé, etc.

Quand à l'inaction prolongée et aux vices du milieu s'ajoute une contention d'esprit habituelle, comme cela arrive chez les savants, les hommes de lettres, les artistes, la situation est encore plus périlleuse. En effet, le repos du muscle, entraînant l'atrophie des fibres musculaires, occasionne en même temps celle de la fraction de substance nerveuse qui régit la motilité, au profit de la portion sensitive dont la fonction acquiert alors une prédominance exagérée et réellement morbide. De là une excessive irritabilité de tous les sens, d'où naissent des souffrances sans nombre et influant sur l'intelligence et sur le caractère d'une manière fâcheuse. Mais les bizarreries d'humeur, les singularités d'esprit ne sont pas le seul résultat de cette évolution. On sait que la portion sensitive du système nerveux tient, sous sa dépendance, par action réflexe, le phénomène des sécrétions et les mouvements latents de la vie organique. Or, l'altération de l'une trouble profondément les fonctions principales et les actes secondaires qui en dérivent. Ces désordres ont pour théâtre principal l'appareil digestif ; ce qui faisait dire à Amatus Lusitanus qu'un mauvais estomac suit l'homme de lettres, comme l'ombre suit le corps. Des lésions de cet appareil découlent de nombreuses perturbations qui retentissent dans toute l'économie, car le système digestif est comme une terre féconde où tous les autres organes viennent plonger leurs racines et puiser les sucs nutritifs. *Ventriculus sicut humus.*

Les propriétés physiologiques nombreuses et bien définies de la gymnastique laissent facilement entrevoir tout le parti que la médecine peut en tirer, et, d'accord avec le raisonnement, l'expérience a démontré son utilité dans un si grand nombre de maladies que leur simple énumération semblerait le tableau complet des fléaux qui menacent notre frêle organisation. Mentionnons seulement ici les paralysies essentielles, l'atrophie musculaire, la chorée, l'hystérie, l'hypocondrie, les gastralgies, la chlorose, l'anémie, la goutte, le rhumatisme chronique, la scrofule, les déviations rachitiques, etc.

En résumé, la gymnastique prend l'enfant presque au berceau, et, comme un génie bienfaisant, le dote de la force, de la souplesse et de la beauté ; elle accompagne l'homme dans les diverses conditions de la vie, entretient sa santé et prolonge, bien avant dans sa carrière, les heureux priviléges de la jeunesse. Enfin, dans le plus grand nombre des maux qui viennent l'assaillir, elle lui fournit un moyen de soulagement ou de guérison toujours inoffensif et souvent sans rival.

APPLICATIONS ORTHOPÉDIQUES.

Le plus sûr moyen de discréditer un procédé médical, c'est de lui faire promettre plus qu'il ne peut tenir. Pour nous mettre à l'abri de ce reproche, nous établirons en commençant que certaines difformités congénitales ou acquises sont inaccessibles à toutes les ressources humaines. L'art peut quelquefois rendre la lumière aux aveugles et faire marcher les paralytiques ; mais, ni les drogues, ni les opérations, ni les machines, ni la gymnastique ne sauraient redresser certains bossus. Dans l'histoire de chaque lésion, nous nous efforcerons de préciser le degré de gravité qui exclut l'espérance ; ici nous dirons, en général, que l'orthopédie n'a de prise sérieuse que sur les prédispositions et les commencements, et qu'il est parfaitement démontré que les moyens les plus puissants et les mieux appliqués ne peuvent que diminuer ou dissimuler plus ou moins heureusement les altérations de forme ayant profondément dénaturé le squelette et les parties molles qui en relient les divers éléments. Chercher ou promettre le succès dans ces dernières circonstances, c'est se repaître de chimères ou faire naître des illusions que nulle puissance ne saurait réaliser.

Prévenir ou arrêter à temps une difformité que le temps devait aggraver et rendre incurable, amoindrir et dérober à des yeux non prévenus l'existence d'une déviation que l'art n'a pu maîtriser, réveiller la croissance endormie au sein d'un organisme débilité, restituer une santé chancelante avec tous ses attributs et toutes ses conséquences, tel est le programme que se pose la gymnastique orthopédique et le seul qu'il lui soit donné de remplir.

Nous étudierons en premier lieu les déviations de la colonne vertébrale, qui, par leur fréquence et leur gravité, présentent une importance particulière, et nous passerons ensuite en revue les principales difformités des membres.

Il existe dans le rachis, comme nous l'avons déjà dit, des courbures antero-postérieures et des courbures latérales. Les anatomistes et les physiologistes cherchent la raison de la première espèce dans des considérations de mécanique, tandis que les chirurgiens et les orthopédistes ont une tendance à les attribuer au poids de la tête et des membres, et à les envisager comme le rudiment et le germe des déviations vicieuses. A propos de cette dernière hypothèse, nous ne saurions nous empêcher d'observer qu'il est peu rationel d'attribuer l'existence d'un phénomène universel et conséquemment normal à une circonstance d'ordre pathologique, et, d'ailleurs, pour l'apprécier à sa juste valeur, il suffit de se rappeler que le rachis de la plupart des mammifères, qui marchent en pronation, et qui n'a pas comme celui de l'homme à supporter le poids de la tête et des membres, présente néanmoins à un haut degré les mêmes courbures.

Dans la théorie des anatomo-physiologistes, comme dans celle des chirurgiens, on n'a tenu compte que de la fonction principale du rachis et l'on a complétement oublié ses destinations secondaires et moins apparentes : la colonne vertébrale n'est pas seulement un axe de support elle est aussi un élément de paroi, et c'est, non de la première, comme on l'a cru, mais de la dernière de ces conditions que procède la nécessité des courbures antéro-postérieures. Cette confusion a conduit les observateurs à un résultat singulièrement contradictoire : tandis que les uns considèrent ces flexions alternatives comme un artifice ingénieux, fécond en propriétés dynamiques et dont ils félicitent le créateur, les autres les regardent comme un signe de faiblesse, une menace de ruine et finalement comme une erreur de prévoyance qu'ils imputent au grand architecte.

Si l'on examine attentivement, et de la tête au coccyx inclusivement, le profil d'un rachis bien conformé, il est aisé de se convaincre que la courbure dorsale concourt à l'agrandissement de la cage thoraco-abdominale, comme la courbure sacro-coccygienne concourt à l'ampleur du pelvis.

On observe également que la courbure en sens inverse des lombes est destinée à établir un plan de démarcation, un véritable détroit entre la cavité qui contient les organes conservant l'individu et la cavité qui protége l'appareil conservateur de l'espèce. La courbure cervicale constitue de même la limite supérieure du thorax et favorise son occlusion. Il est vrai cependant que les deux dernières ont aussi pour but de ramener à la verticale la direction générale du rachis et qu'en ce sens ce sont de véritables courbes de compensation.

Les flexions antero-postérieures du rachis ne sont donc ni un perfectionnement mécanique, ni la conséquence d'un défaut d'équilibre entre la résistance de l'axe et l'effort auquel il est soumis ; c'est une simple circonstance de configuration entrant dans le primordial de l'organisation des mammifères en général, et dont il serait aussi oiseux de discuter les avantages ou l'origine que de rechercher la raison de la forme cylindroïde du tronc ou des membres.

A cette manière de voir, on objectera peut-être que les courbures ne sont point congénitales, car elles s'effacent chez l'enfant lorsqu'on l'applique sur un plan horizontal et résistant; en admettant que cette assertion soit exactement vérifiable, elle ne prouverait qu'une chose : c'est que les ligaments de l'enfant, en voie de formation, sont encore incapables de résister à l'action de la pesanteur et d'assurer l'attitude et la conformation normales, ce qui ne saurait être mis en doute.

La permanence, le degré et la direction des courbures sont réglés par la disposition cunéïforme des corps des vertèbres et des disques intervertébraux, par la résistance des ligaments et la tonicité musculaire.

Les courbures latérales sont aussi au nombre de trois. La principale existe au dos et sa convexité est tournée à droite dans l'immense majorité des cas. Les deux autres se présentent au-dessus et au-dessous de la première et sont dirigées en sens inverse. Elles sont peu marquées et manquent souvent; quand on les rencontre, on peut les regarder comme des moyens de compensation.

La direction presque constante de la courbure principale a été diversement expliquée. Sabatier l'attribuait à la présence de l'aorte à gauche, soit que ce vaisseau exerce une certaine pression sur les vertèbres, soit qu'il en contrarie le développement. Cette théorie est encore adoptée aujourd'hui par des hommes d'un savoir réel et d'une incontestable autorité. Malgré ces adhésions, elle nous semble peu satisfaisante et nous lui préférons l'explication de Béclard.

Celui-ci expliquait la nature de la convexité par une prédominance du côté droit; il se fondait sur deux faits : l'un de convexité droite avec transposition de l'aorte du même côté et un de convexité gauche avec présence du vaisseau dans sa situation ordinaire. Depuis, des faits du même ordre ont encore été observés et nous semblent devoir laisser peu de place au doute.

La prédominance du côté droit est d'ailleurs un phénomène que l'observation journalière démontre jusqu'à l'évidence. Le bras droit et la main droite sont presque toujours plus développés que les organes correspondants du côté gauche. La même différence se rencontre au membre inférieur, sur le tronc et même à la tête. Béclard, Bichat, Dupuytren, avaient le côté droit du crâne plus développé que le côté gauche, et Malgaigne, qui rapporte ces faits, ayant examiné un grand nombre de têtes, n'est pas éloigné de penser que cette disposition est la règle. Tout le monde sait d'ailleurs qu'il est fort rare de rencontrer un visage dont les deux moitiés soient exactement symétriques.

Cette prédominance ne semble pas d'ailleurs devoir être considérée comme originelle; il est plus rationnel et plus conforme à l'observation de la rapporter à l'habitude générale de mettre presque toujours en jeu le même côté du corps dans les principaux actes quotidiens. Par l'exercice longtemps prolongé, les muscles du côté droit se développent, les muscles et les os les suivent dans cette évolution hypertrophique, le corps des vertèbres s'élève en conséquence de ce côté et prend la forme d'un voussoir, de manière à ce que la série dorsale s'incurve du côté le moins développé.

La flexion latérale est donc une disposition acquise; elle est le résultat de l'inégalité de développement des parties symétriques du squelette, inégalité de développement qui suit l'inégalité de travail musculaire des deux côtés du corps. Cette flexion peut donc, jusqu'à un certain point, être considérée comme vicieuse; néanmoins, comme elle est toujours très-limitée, elle ne constitue de difformité proprement dite que quand elle est exagérée, ou bien quand les masses des parties molles, ayant beaucoup diminué, laissent se traduire aisément à l'extérieur toutes les particularités de conformation du squelette.

C'est d'ailleurs sous d'autres influences qui naissent les déviations anormales, et les auteurs sont loin d'être d'accord sur leurs causes et leur mécanisme. Mayor pensait que, dans ces cas, les vertèbres croissant plus rapidement que les muscles, ceux-ci, à un instant donné se trouvaient trop courts et forçaient la colonne vertébrale à s'infléchir. Cette théorie, malgré son manque absolu de base, a trouvé des adhérents même parmi les contemporains. Delpech les attribuait à une affection primitive et spéciale des fibro-catilages inter-vertébraux. « Cette affection prend une part très-grande à l'accomplissement des difformités de l'épine les plus bizarres; et l'on n'en sera nullement étonné lorsque l'on considérera que ce moyen d'union est le plus important de tous ceux qui assemblent mutuellement les corps des vertèbres; que le gonflement des cartilages est la conséquence inévitable de leur affection; que ce gonflement, en changeant la disposition des espaces inter-vertébraux, ne peut manquer d'agir sur les formes de l'épine. »

Delpech semble, dans ce passage, faire allusion à quelques-unes des formes rares du *mal de Pott*, qui ont leur point de départ dans l'inflammation chronique des articulations vertébrales, et leur origine dans la présence du vice scrofuleux, rhumatismal, blennorrhagique, etc. Cette cause ne pouvait donc s'appliquer aux cas ordinaires de déviation que nous avons en vue, et dans lesquels il n'existe absolument rien de semblable.

D'autres observateurs ont localisé cette lésion primitive non plus dans les disques inter-vertébraux, mais dans le corps de la vertèbre elle-même. M. Bouvier, qui prête à cette opinion l'appui de son importante autorité, se fonde sur la déformation que l'on observe constamment sur les pièces anatomiques conservées dans les musées publics ou dans les collections particulières. Mais, dit Malgaigne, la déformation des os est consécutive à la déviation et celle-ci peut déjà être permanente alors que nulle déformation du squelette n'existe encore.

L'on a également mis en avant l'idée d'une inflammation complexe des ligaments et des vertèbres, et dans cette hypothèse, la déformation de chaque pièce et la déviation de l'ensemble s'expliqueraient très-heureusement. Malheureusement, cette assertion est de tous points contraire à l'observation.

M. Guérin a accusé la rétraction musculaire et pratiqué la section des muscles. Malgré le talent remarquable mis au service de cette théorie, elle a eu peu de fortune et est aujourd'hui a peu près oubliée.

La cause réelle de ces déviations ressort évidemment de l'examen des conditions statiques du rachis; cet axe se maintient dans la verticale au moyen de la résistance passive des ligaments et surtout de la puissance active des muscles. Les expériences de l'abbé de Fontenu démontrent clairement le rôle de l'action musculaire dans le maintien de la colonne vertébrale.

« Pendant près d'une année, l'abbé de Fontenu prit soin de se mesurer plusieurs fois par jour, debout d'abord, et se tenant aussi droit que possible.

Or, en général, il se trouvait le soir diminué de six lignes, la 123° partie de sa taille. Cette diminution provenait exclusivement du tronc, car elle était la même lorsqu'il se tenait assis ou à genoux; l'expérimentateur voulait qu'elle fût le résultat de l'affaissement des disques intervertébraux. Il avait cependant constaté un phénomène qui était bien de nature à le détromper, et qu'il nous est donné à tous d'observer chaque jour : c'est que cette diminution ne s'opère pas d'une façon continue; quand, après une matinée fatigante, on repose ses forces en déjeunant, on se trouve après ce repos plus allègre, plus fort et l'on redresse le tronc. Evidemment les repos ont pour effet de restaurer la force musculaire, ce qui permet à l'individu de se redresser davantage, et l'abbé de Fontenu avait mainte fois observé qu'après chaque repas, sa taille reprenait un certain accroissement qu'elle perdait plus tard.

Un autre résultat non moins inattendu et d'un haut intérêt pour la pratique fut également obtenu par l'abbé de Fontenu. Après s'être mesuré plusieurs fois par jour pendant un mois, il s'aperçut que sa taille s'était accrue d'une ligne, et, continuant ainsi pendant une année, il arriva à un bénéfice persistant de six lignes, or, il avait passé l'âge de la croissance, et je n'imagine pas que l'on suppose qu'il avait accru la hauteur de ses fibro-cartilages. Qu'était-il donc arrivé? Par un exercice fréquemment répété, il avait renforcé les muscles de la colonne et diminué ses courbures. Ce n'est pas autrement que le soldat se maintient la taille plus élevée, et l'on voit tout le parti de l'exercice du redressement contre les courbures rachidiennes (Malgaigne, *Leçons d'orthopédie*).

Si l'activité musculaire diminue les courbures vertébrales, il est clair que les conditions contraires, c'est-à-dire la faiblesse, doivent les produire et les exagérer; examinons d'abord si cette circonstance ne se trouve point constamment associée à celles au milieu desquelles apparaît cet accident.

Les déviations auxquelles nous faisons allusion ici se développent presque exclusivement chez les filles, et à l'âge précisément où tout se réunit pour lutter contre leur frêle organisation.

C'est à peu près l'époque ou la menstruation est imminente ou récemment établie, et l'on sait que cette importante évolution de la vie féminine ne s'accomplit point sans orages ni sans quelque préjudice pour les grandes fonctions; presque toutes se plaignent de troubles digestifs, de palpitations, d'essoufflements, de douleurs névralgiques, de troubles nerveux divers, de leucorrhée; etc. C'est aussi le moment où la jeune fille est condamnée à la vie sédentaire, aux travaux de l'esprit ou de l'aiguille, dans le milieu malsain de l'atelier ou de l'école, et presque toujours soumise à un régime de nourriture insuffisant ou suspect.

L'affaiblissement musculaire naît fatalement de cet état de choses, et les muscles incapables de réagir énergiquement sur la colonne vertébrale laissent une partie de ce soin au système ligamenteux; celui-ci, déjà ramolli, relâché par suite de la diathèse, se laisse distendre, et les vertèbres incomplétement soutenues finissent par obéir aux lois de la pesanteur; toutes les courbures normales s'exagèrent, et si l'art n'intervient à temps, les ligaments acquièrent une longueur irrémédiable, les vertèbres subissent une déformation profonde et le mal devient irréparable.

Ainsi, la faiblesse musculaire et la laxité des ligaments qui accompagnent un état de faiblesse générale sont la cause prédisposante et réelle des déviations rachidiennes; quant à la constance de la déviation à convexité droite, elle s'explique par la courbure latérale qui est elle-même le résultat de l'habitude vicieuse d'exercer presque exclusivement le côté droit, au détriment du gauche, et aussi par l'attitude imposée à la jeune fille par ses travaux d'aiguille ou les occupations d'esprit. Nous n'ignorons pas que quelques auteurs contestent l'influence de l'attitude dans le développement des difformités, et parmi eux nous regrettons de trouver un observateur aussi sagace que Delpech et un esprit aussi vif et aussi juste que Malgaigne. Malgré le respect pieux que nous professons pour ces deux gloires de la chirurgie française, nous ne saurions partager leur opinion.

« Il en a été de même, dit Malgaigne, pour les attitudes dont tout le monde a parlé et dont tout le monde parle encore, bien que Delpech ait depuis longtemps rejeté cette cause et que les médecins qui ont sérieusement envisagé la question aient adopté son opinion; elles ne peuvent jouer le rôle de cause déterminante dans la production des déviations; sans cela, il est telle profession qui ne compterait que des bossus. » Mais c'est précisément ce qui a lieu. Tout le monde connaît le dos voûté du portefaix ou du vigneron, l'épaule plus haute du forgeron et de l'ajusteur, le sternum excavé du tourneur et du cordonnier, la disposition particulière des jambes chez le tailleur et le cavalier, l'allure du forçat qui a longtemps traîné le boulet, allure si caractéristique et si bien connue des limiers chargés de lui donner la chasse, etc. Ce sont là bel et bien des difformités, limitées, il est vrai, par l'absence de prédisposition et rendues jusqu'à un certain point tolérables par l'espèce de respect que commande leur origine, si l'on en excepte celle de la dernière catégorie! Ce sont, en effet, des blessures gagnées sur le champ de bataille de l'industrie ou dans la lutte ardue de l'homme contre la nature, qui honorent celui qui les porte. Mais, à part ces

R.F.

considérations, on ne peut nier que l'exercice d'une profession manuelle ne soit l'ennemi de la beauté plastique. « De ces conditions, la plus dure pour l'homme, c'est d'être marqué par l'effort au membre dont il se sert le plus, donc, de ne plus être harmonique. Celui qui bat le fer, fût-il le génie de son art, fût-il dieu, deviendra infailliblement trop haut de l'épaule droite, et qui forge en tout autre genre aura aussi la marque de son métier, quelque difformité morale ou physique. » (Michelet, *L'amour*.)

Le traitement des déviations se déduit clairement de l'énoncé de leurs causes. Rétablir la santé générale, redonner au sang l'élément globulaire qui lui fait défaut à l'aide d'une série d'exercices méthodiques qui réveille l'appétit et active l'assimilation, en stimulant les fonctions de circulation, de respiration et de sécrétion, telle est l'indication fondamentale ; insister sur les mouvements qui mettent en jeu les muscles longs du dos et leurs congénères, transversaires épineux du cou, grand et petit complexus, inter-épineux, etc., c'est-à-dire les extenseurs de la colonne vertébrale et principalement ceux du côté affaibli, telles sont les indications secondaires qui s'adressent directement aux déformations imminentes ou déjà en voie de formation. Les exercices exigés dans cette circonstance se trouvent dans la première et dans la deuxième série de notre méthode.

Ce sont du reste des types qu'il sera aisé de modifier en vue de chaque cas particulier.

Les applications gymnastiques ne sont pas d'ailleurs exclusives des autres moyens ; elle s'associent au contraire très-heureusement à l'emploi de la médication martiale, des amers, des bains toniques, des frictions et même des corsets, des ceintures, etc.

Comme nous l'avons dit en commençant, pour retirer un bénéfice marqué et certain de la mise en œuvre isolée ou combinée de toutes ces ressources, il est indispensable d'y recourir de bonne heure, et d'en continuer l'application avec persévérance. C'est surtout à ces sortes de lésions que s'applique l'adage si souvent répété : *principiis obsta.*

L'on ne doit en effet espérer ni promettre une guérison, si la déformation de la vertèbre est poussée jusqu'à la torsion. Cependant, même dans ce dernier cas, l'on ne doit pas toujours s'abstenir, car s'il est impossible de s'illusionner sur le résultat final, il est légitime d'espérer l'arrêt de la lésion et une amélioration plus ou moins notable des accidents déjà développés.

Outre cette espèce commune et pour ainsi dire classique des déviations rachidiennes, il en existe un certain nombre d'autres qui diffèrent essentiellement de celles-ci par leurs causes, l'époque de leur apparition, leur marche, leur forme et leur thérapeutique. Telles sont les difformités qui accompagnent le rachitisme, l'ostéomalacie, les diverses formes du mal de Pott (carie vertébrale, tuberculisation des os, cancers, inflammations articulaires, etc.), les déviations de la portion lombaire qui se développent à la suite de claudication, de coxalgie, de lumbago chronique, de luxation congénitale double ou triple de l'articulation coxo-fémorale.

L'on ne saurait rien dire de général à propos des lésions diverses qui constituent ce groupe si complexe ; et leur histoire particulière est moins du domaine de l'orthopédie que de celui de la chirurgie et de la médecine.

ROIDEURS ARTICULAIRES.

Il n'est pas rare de voir une articulation perdre plus ou moins complétement sa mobilité. Dans ce cas, non-seulements les mouvements sont restreints, mais ils sont encore très-douloureux.

Cet état succède à divers accidents traumatiques ou inflammatoires, ou seulement à l'immobilité prolongée qu'exige le traitement d'une fracture, d'une luxation ou toute autre maladie locale. La roideur est due à la sécheresse des synoviales, à la présence d'adhérences fibro-celluleuses, fibreuses, ou même à de véritables fusions osseuses. Dans cette dernière hypothèse, le mal peut être considéré comme irréparable ; du moins le peu de succès obtenu dans les tentatives opérées dans ce but, et le danger réel qu'elles font courir aux malades, autorisent cette conclusion. Mais lorsque la gêne des mouvements est due seulement à la présence de brides ou d'adhérences, on peut espérer une guérison complète, pourvu que l'on n'ait pas laissé à ces productions morbides le temps de s'organiser, de se renforcer, de manière à présenter une trop vive résistance. Le délai, passé lequel on ne doit plus tenter le traitement, varie avec un grand nombre de circonstances et notamment avec l'espèce de l'articulation affectée. Le ginglyme angulaire étant ordinairement une articulation solide et à ligaments serrés, deux ou trois mois suffisent pour consolider l'ankylose et la rendre permanente. Ce délai est beaucoup plus considérable pour les articulations à capsule lâche, comme cela a lieu dans les énarthroses et les condyles, et notamment à l'épaule.

Il serait donc absurde de compter sur le temps pour agir sur cette lésion; il ne peut que l'aggraver et la rendre incurable. Les bains sulfureux, les bains de sang, de tripes, et autres moyens de la médecine savante ou populaire ne donnent aucun résultat.

Il faut être bien pénétré de cette vérité, que le mouvement ne peut revenir dans une articulation que par le mouvement. C'est donc à la gymnastique seule qu'il convient de recourir en cette occurrence. Mais ici c'est une gymnastique spéciale qu'il faut mettre en œuvre, et la première condition de son opportunité est l'absence de tout vestige d'inflammation : faute de se conformer rigoureusement à ce précepte, on risque de réveiller une arthrite avec toutes ses souffrances et ses dangers. Le moyen est héroïque, il est vrai, mais comme il soulève une question de diagnostic fort délicate, qu'il est douloureux et plein de menaces, il convient d'en laisser la direction et la responsabilité aux hommes de l'art.

DIFFORMITÉS DU GENOU ET DU PIED.

Voir la méthode, lire le chapitre des applications hygiéniques dans le volume de l'*Opposant*.

. . . .

LUXATIONS CONGÉNITALES DE LA HANCHE.

. . . .

APPLICATIONS MÉDICALES

Nous ne pouvons donner ici qu'un court abrégé des applications médicales; nous ne nous en occupons dans cette publication spéciale à l'orthopédie que pour remplir la place que celle-ci nous laisse. Si l'on veut connaître de quelle façon sont traitées les diverses affections dont nous ne mentionnons que les titres, on devra consulter la *gymnastique de l'opposant* (1).

A l'exemple des naturalistes, les médecins ont voulu établir une classification des maladies. Mais les entités morbides se prêtent plus difficilement à une coordination que les réalités naturelles qui peuplent les règnes végétal et animal. Une distribution des espèces nosologiques en classes et en ordres suppose, en effet, des analogies et des différences qui n'existent pas toujours, ainsi que des notions précises, arrêtées, sur des éléments pathologiques souvent fugitifs et insaisissables. Aussi, la plupart des essais de ce genre, au lieu d'un édifice scientifique durable, ne constituent guère que le reflet passager d'une idée dominante ou d'un système en faveur.

Les écoles les plus savantes n'ont pu échapper à cette fatalité : ainsi, les galénistes, préoccupés de la théorie des quatre humeurs, divisaient tout le cadre nosologique en quatre compartiments dans lesquels ils faisaient entrer de vive force toutes les affections connues, sous la dénominations de sanguines, bilieuses, phlegmatiques et atrabilaires. Paracelse et ses sectateurs, obéissant à une autre physiologie, les divisaient en salines, terreuses et mercurielles.

(1) 1 vol. in-8, 5 fr. Chez l'auteur, rue Neuve-des-Mathurins, 53, et chez Baillère, rue Hautefeuille, 19, à Paris.

D'autres ont pris pour base de leur construction le *strictum* ou le *laxum*, l'alcali ou l'acide, le *stimulus* ou le *contro-stimulus*, etc.

Ces sortes de classifications dites étiologiques, à l'inconvénient de reposer sur une conception imaginaire, joignent le tort plus grand de préjuger la thérapeutique et de la subordonner aux nécessités logiques d'une hypothèse.

La considération des lésions anatomiques expose moins aux séductions de la fantaisie ; mais elle se trouve insuffisante, la plupart des maladies, et notamment les pyrexies et les névroses, ne laissant après la mort aucun vestige appréciable de leur passage à travers l'organisme.

Celles qui se fondent sur les manifestations symptomatiques ont aussi leurs écueils. Rien n'est variable comme le symptôme en lui-même; rien n'est mobile comme la physionomie que la maladie emprunte à leur enchaînement, à leur succession, à leur durée, à leur intensité, ainsi qu'aux circonstances d'âge, de sexe, de tempérament, de profession, de climat, de génie épidémique, etc. Au milieu de cette infinie diversité de formes, comment discerner le type en deçà duquel la description s'arrête à des lignes trop vagues pour former un tout distinct et reconnaissable, tandis qu'au delà, l'esprit risque de pulvériser le genre en autant d'espèces qu'il y a de variétés et même d'individus.

Les classifications anatomiques, rapprochant les maladies les plus disparates et éloignant celles que leur nature réunit par les liens les plus évidents, se refusent à toute vue d'ensemble et sont conséquemment inutiles.

Quant à tenter de constituer la série à la fois sur les causes, les lésions et les symptômes, ce serait tenter une œuvre dont la science de l'organisation n'a pas encore fourni les éléments.

En résumé, nous dirons donc qu'en nosologie, toute classification exclusive, c'est-à-dire appuyée sur la considération d'un seul élément pathologique, repose sur une base insuffisante ; que celles qui aspirent à se fonder sur la généralité de ces éléments se heurtent à d'insurmontables difficultés de détail, et qu'il faut en conséquence se borner, pour les besoins de l'exposition et de l'étude, à réunir en groupes les espèces morbides qui présentent entre elles certaines analogies de cause, de lésion ou de symptômes, et se résigner à décrire en dehors de ce cadre toutes celles qui refusent d'y entrer librement.

Telle est la marche que nous nous proposons de suivre ; nous aurons à examiner la gymnastique dans ses rapports avec la thérapeutique des fièvres, des phlegmasies, des hémorrhagies, des névroses, des hydropisies, des altérations chimiquement appréciables du sang, des diathèses, de certaines lésions de nutrition. Enfin, parmi les maladies qui échappent à cette classification, nous nous occuperons du diabète, de l'albuminurie, des calculs biliaires et urinaires, de la goutte, des hernies, des déplacements de l'utérus.

FIÈVRES. — PHLEGMASIES. — HÉMORRHAGIES.

Les fièvres proprement dites et les phlegmasies aiguës diffèrent essentiellement par leur étiologie, leur expression symptomatique, leur marche et leurs altérations organiques. Mais elles présentent un caractère commun qui a pu les faire confondre nosologiquement et qui suffit pour rendre souvent le diagnostic incertain dès le début. Ce caractère, c'est la fièvre, c'est-à-dire une exaltation générale de la respiration et de la circulation, et par suite une élévation notable de la température du corps. Ce surcroît d'activité vitale, dont la cause intime et le mécanisme nous échappent, s'exagère encore sous l'influence des stimulants, et, par conséquent, de l'exercice. Cette circonstance motive le repos absolu. C'est cette indication négative de la gymnastique qui nous engage à les réunir dans le même chapitre. Il en est de même des hémorrhagies. L'on conçoit, en effet, que le mouvement, accélérant la circulation, ne pourrait qu'augmenter l'énergie du phénomène.

Il est cependant certains cas où l'exercice modéré peut rendre exceptionnellement quelques services. Ainsi, dans les varioles légères, Sydenham recommandait une promenade tranquille dans la chambre même du malade; dans les fièvres intermittentes, on a souvent vu un exercice un peu actif et poussé jusqu'à la sueur, pendant la période apyrétique, amener la cessation des accès. Ce moyen a même été souvent employé contre les cas où l'administratiou du fébrifuge ordinaire se heurte à quelque contre-indication. Il semble que, dans ces conditions, la sueur provoquée par l'exercice se soit substituée à la sueur qui suit l'accès, ou que celle-ci, pour se développer, n'ait pas eu besoin de l'appareil symptomatique des deux premiers stades : frisson et chaleur.

D'ailleurs, contre la cachexie palustre, qui suit fatalement les fièvres d'accès de quelque durée, la gymnastique trouve naturellement son indication à côté des amers et des préparations martiales. Cet état n'est, en effet, qu'une des formes nombreuses de l'anémie, et nous verrons un peu plus loin que l'exercice méthodique est une des conditions de succès des remèdes reconstituants et lui-même l'agent corroborant par excellence.

La fièvre typhoïde elle-même, qui est le type des fièvres graves, présente dans l'ensemble des désordres fonctionnels qui la constituent certaines particularités qui semblent réserver à la gymnastique une certaine importance dans la prophylaxie et dans la thérapeutique de quelques-unes de ses conséquences. Parmi les symptômes caractéristiques de cette affection, on note le décubitus dorsal et l'extrême difficulté, quelquefois l'impossibilité de la marche et de la station verticale, le météorisme abdominal, la mollesse, l'ampleur et le dicrotisme du pouls. Aux deux premiers symptômes correspond évidemment une prostration extrême ou complète des muscles volontaires; le ballonnement du ventre indique un relâchement de la tunique musculaire de l'intestin qui, devenue impuissante à expulser les gaz, se laisse distendre par leur élasticité; enfin, le mode des pulsations artérielles accuse un état d'affaiblissement analogue dans les fibres contractiles qui entourent le vaisseau. En d'autres termes, la séméiotique révèle une lésion profonde des muscles volontaires et des muscles lisses de la vie organique, et nous devons ajouter que, tout récemment, Zenker, d'Erlangen, a précisé la nature de cette lésion, consistant en une altération spéciale de la fibre primitive (*Dégénérescence cireuse*); mais ceci est un sujet délicat que nous livrons aux méditations des praticiens.

Si la gymnastique est généralement bannie du traitement des maladies aiguës, elle reprend tous ses avantages dans celui des phlegmasies chroniques. Non-seulement les exercices généraux, mais l'exercice même de l'organe malade peuvent être mis en pratique. « Le repos de la partie malade, dit Chomel, qui est une des conditions nécessaires dans le traitement des maladies aiguës, ne l'est pas de même dans les inflammations chroniques; ici, au contraire, un exercice modéré des organes affectés est souvent un moyen utile de favoriser sa résolution. » Son influence est surtout manifeste dans les phlegmasies du tube digestif, et notamment dans l'entérite chronique et dans les diarrhées opiniâtres qui en sont la conséquence. L'efficacité de ce moyen tient surtout à l'état d'activité fonctionnelle qu'il provoque sur la peau. On sait, depuis Hippocrate, qu'il existe une solidarité remarquable entre les sécrétions de ces deux organes. *Cutis densa alvus rara.*

Les mêmes phénomènes s'observent encore dans les inflammations des voies aériennes. Dans la laryngite chronique, dans le catarrhe pulmonaire, la muqueuse est le siége d'une abondante hypersécrétion, en même temps que celui d'une évolution hypertrophique des follicules mucipares et même des autres éléments normaux de son tissu. Or, l'activité que l'exercice imprime au travail fonctionnel de la peau contrarie puissamment l'irritation chronique de la muqueuse de l'arbre aérien, et arrive à mettre fin à toutes ses manifestations et à toutes ses conséquences, c'est-à-dire à prévenir l'apparition de l'emphysème, de la dilatation bronchique, de la bronchorrée et de l'asthme.

Les mêmes considérations s'appliquent au traitement des phlegmasies chroniques des séreuses. Celles-ci ont pour résultat fondamental la production d'un liquide chargé de matières fibrino-albumineuses capables de s'organiser et d'apporter ainsi un trouble notable aux fonctions de l'organe affecté. Dans la plèvre, ce seront des adhérences du poumon à la paroi thoracique qui gêneront la locomotion pulmonaire, feront obstacle à la respiration et occasionneront des douleurs névralgiques vives et fréquentes. Dans le péritoine elles entraveront les mouvements intestinaux, donneront lieu à des troubles digestifs, à des coliques et même à un étranglement interne rapidement mortel ; elles pourront aussi intéresser l'utérus où d'autres organes, et apporter un invincible obstacle à leur jeu fonctionnel. Si les productions plastiques ont envahi les séreuses articulaires, on aura fatalement des roideurs douloureuses ou même l'ankylose complète.

Les mêmes phénomènes se passent dans l'inflammation chronique des organes dits parenchymateux et particulièrement dans la néphrite, quelle qu'en soit la cause. Tout le monde a pu remarquer la tendance qu'ont les sécrétions cutanée et rénale à se suppléer : en hiver, les sueurs sont rares et l'urine est abondante ; le contraire a lieu en été. Activer la transpiration, c'est donc ralentir la diurèse et mettre le rein au repos, et remplir en conséquence l'indication fondamentale de la thérapeutique des inflammations.

D'ailleurs, l'utilité de la gymnastique dans le traitement de cet état pathologique frappe par son évidence. L'effet manifeste, immédiat du mouvement étant un afflux abondant du sang artériel dans tout le système musculaire, et un accroissement de toutes les sécrétions, quel remède dérivatif, quelle médication spoliatrice pourront rivaliser d'énergie et d'innocence avec l'emploi de ce moyen ?

Une semblable ressource est d'autant plus précieuse, que l'opiniâtreté de ces sortes de maladies est plus notoire, et que souvent, suivant la remarque de Pinel, « le mal empire par une profusion de médicaments que réclame une aveugle confiance, et qu'une longue habitude semble rendre nécessaires ; que c'est ainsi que la constitution se détériore de plus en plus, que la maladie se complique, qu'il s'y joint l'incertitude des événements, et quelquefois nul espoir de produire un changement salutaire et durable. »

Comme les phlegmasies, les hémorrhagies réclament impérieusement le repos; chaque mouvement, accélérant la circulation, ne pourrait qu'augmenter la vitesse de l'écoulement sanguin; mais il en est autrement des causes et des conséquences de cet accident. La plupart des hémorrhagies dites essentielles se rattachent à une diminution du chiffre de la fibrine du sang, et la conséquence forcée des pertes sanguines, abondantes ou répétées, est une anémie plus ou moins profonde. Ce que nous avons dit précédemment démontre assez que, si l'accident lui-même répugne à l'emploi de l'exercice, ses causes et ses conséquences peuvent au contraire y puiser un moyen préventif ou curatif puissant.

HYDROPISIES.

. . . .

Les hydropisies ne sont donc que des symptômes, mais des symptômes dont la gravité exceptionnelle empoisonne l'existence et en abrége notablement la durée ; aussi leur thérapeutique propre a-t-elle une grande importance. On leur oppose généralement les diurétiques puissants, la scille, la digitale, la teinture de cantharides, ou les drastiques énergiques, coloquinte, huile de croton-tiglium, jalap, scammonée, etc.

Cette médication redoutable, outre les ravages profonds qu'elle exerce, perd encore rapidement de son efficacité, et l'on est toujours obligé de donner issue au liquide par des ponctions ou des mouchetures multipliées et répétées, pour procurer quelque soulagement au malade, en attendant que la mort vienne mettre un terme à son long martyre.

Est-ce à dire que la gymnastique puisse se flatter de dominer le symptôme en s'attaquant à la cause?

Telle n'est point sa prétention. Les lésions dont il s'agit sont presque toujours inaccessibles à toutes les ressources. *Contra vim mortis non est médicamen in hortis.* Mais cette impuissance radicale n'implique pas la nécessité d'une résignation stupide. Soulager et éloigner le terme fatal, c'est approcher bien près du but, sinon l'atteindre ; et l'on doit se souvenir que les hommes, étant tous fatalement atteints d'une maladie mortelle, la vie, ce que l'on appelle guérir n'est jamais autre chose qu'imposer un silence temporaire à la douleur et reculer l'échéance.

En faveur du malheureux atteint d'une de ces affections qui excluent l'espérance, mais dont la durée se compte par années, la thérapeutique dispose d'un certain capital de ressources que la médecine judicieuse doit dépenser avec méthode et parcimonie.

Avant de recourir aux ressources héroïques mais vraiment formidables dont nous avons parlé plus haut, on devra s'assurer que des procédés plus doux, plus naturels et tout à fait inoffensifs ont perdu toute efficacité. Nous voulons parler de la position, de la compression, de l'exercice, du massage.

Ces moyens, mis en œuvre avec méthode et persévérance, suffiront souvent pendant longtemps à modérer, à enrayer les accidents, et à assurer au malade le bénéfice de mois et même d'années d'une existence supportable, que les agents pharmaceutiques auraient rapidement dévorée.

Le mode d'action de ces manœuvres est aussi manifeste que certain. En plaçant le membre œdématié dans une position horizontale ou légèrement élevée, on favorise le retour du sang veineux ; par la compression, on oppose un obstacle absolu à la stagnation du liquide ; par les mouvements actifs des muscles, on imprime au courant veineux une énergie considérable, et l'on développe artificiellement le système des veines profondes au profit de la circulation. Le massage agit encore d'une manière plus directe sur la région engorgée.

D'une autre part, l'exercice actif et passif, par son action salutaire sur l'ensemble des fonctions, vient en aide à cette force inhérente à tout organisme vivant qui crée, conserve et lutte contre toutes les causes de destruction, que la médecine cherche à avoir pour auxiliaire, et à laquelle, en dernière ressource, elle fait un appel désespéré, quand elle cherche à remplir ce que l'on appelle l'indication vitale.

DIATHÈSES.

. . . .

. . . .

SCROFULES.

. . . .

. . . .

On accuse souvent une nourriture insuffisante ou malsaine ; mais, dit Niemeyer, « le manque de mouvements, la privation d'air frais ne sont pas moins nuisibles qu'une alimentation irrationnelle ; et le plus souvent la scrofulose est due à l'effet simultané de conditions hygiéniques diverses. » Aussi, dit le même auteur, « un praticien habile ne formulera pas de prescriptions vagues comme celles-ci : l'enfant doit prendre peu de pain, mais beaucoup de lait, de bouillon et de viande ; il ne doit pas être longtemps appliqué à l'étude, mais se donner beaucoup de mouvement à l'air libre. Si vous voulez obtenir des succès, prescrivez rigoureusement la quantité et la nature des aliments et le nombre d'heures à consacrer à l'une et à l'autre occupation. » (Niemeyer, *Path. int.*)

L'opinion si explicite et si autorisée de l'éminent profes-fesseur nous dispense d'insister longuement sur l'efficacité de la gymnastique dans le traitement de cette affection. Nous ajouterons seulement que, quelle que soit l'idée que l'on adopte relativement à la nature de cette maladie, on ne peut s'empêcher d'admettre qu'elle a pour caractère fondamental une paresse générale de l'absorption veineuse et lymphatique, et que, dans ces conditions, on ne saurait lui opposer de médication plus rationnelle que l'exercice, qui est le stimulant le plus énergique de l'absorption.

En dehors de cette donnée, il faudra peu compter sur l'action tant vantée, avec justice du reste, des amers, de l'huile de foie de morue, de l'iodure de potassium, etc.

La diathèse n'exige pas, d'ailleurs, d'exercice particulier ; la généralité de son action indique, au contraire, la nécessité de mouvements intéressant la totalité de l'appareil locomoteur. Des indications plus restreintes pourraient naître de certains accidents ou de certaines complications; mais il est impossible de formuler un précepte général à ce sujet.

Nous désirons vivement voir la médecine entrer largement dans cette voie; car la maladie qui nous occupe, naissant sous l'empire de conditions appréciables et jusqu'à un certain point soumises à notre discrétion, est une de celles dont l'homme peut presque complétement purger l'espèce, et en espérer, si non l'extinction complète, au moins la diminution progressive et l'extrême rareté.

NÉVROSES.

. . . .

CHORÉE.

. . . .

HYSTÉRIE.

HYPOCHONDRIE.

. . . .

. . . .

PARALYSIES NERVEUSES.

. . . .

POLYSARCIE. — OBÉSITÉ.

. . . .

. . . .

ATROPHIE MUSCULAIRE.

. . . .

. . . .

CALCULS BILIAIRES.

. . . .

. . . .

CALCULS RÉNAUX. — GRAVELLE.

. . . .

. . . .

ANÉMIE. — CHLOROSE.

. . . .
. . . .

PLÉTHORE. — CONGESTIONS.

. . . .
. . . .

DIABÈTE.

. . . .
. . . .

MALADIE DE BRIGT.

. . . .
. . . .

DIATHÈSE TUBERCULEUSE.

. . . .
. . . .

RHUMATISME. — GOUTTE.

. . . .
. . . .

RACHITISME.

. . . .
. . . .

HERNIES ABDOMINALES.

. . . .
. . . .

DÉPLACEMENTS DE L'UTÉRUS.

. . . .
. . . .

MOUVEMENTS PASSIFS.

. . . .
. . . .

MASSAGE.

LA GYMNASTIQUE DE L'OPPOSANT, par J. L. PICHERY, 1 vol. grand in-8°, prix 5 fr., est entièrement terminée; elle a été publiée par fascicules.

SOMMAIRE. — 1° Considérations préliminaires. — 2° Notions anatomiques. — 3° Notions physiologiques. — 4° Physiologie de l'exercice; Critique des méthodes. — 5° Applications orthopédiques. — 6° Applications hygiéniques. — 7° Applications médicales. — 8° Mouvements passifs ou imprimés, massage. — 9° De la gymnastique dans ses rapports avec l'hydrothérapie et les eaux thermales.

La fabrique des appareils employés dans la gymnastique de l'opposant est annexée au local du **Gymnase PICHERY**, 58, rue Neuve-des-Mathurins. Ces appareils sont connus généralement dans le public sous les noms de *Gymnase de chambre Pichery*, de *Lutteurs*, d'*Echelles jumelles*. Nous croyons devoir informer nos lecteurs que, dans la publication actuelle, ils sont désignés d'une manière générale sous la dénomination plus significative et plus juste d'OPPOSANT.

On trouvera la méthode à laquelle nous renvoyons, à l'établissement, rue Neuve-des-Mathurins, 58. Elle est imprimée sur beau papier, avec gravures dans le texte; elle contient en outre un tableau d'exercices à part. — Elle porte les titres et sous-titres suivants : ÉDUCATION DU CORPS, *Manuel de gymnastique hygiénique et médicale du gymnase de chambre* PICHERY. — PRIX : 25 francs.

Paris. — Typ. Walder, rue de l'Abbaye, 22.

www.ingramcontent.com/pod-product-compliance
Ingram Content Group UK Ltd.
Pitfield, Milton Keynes, MK11 3LW, UK
UKHW022159190726
13855UKWH00004B/1549